SECOURS
AUX NOYÉS

PRÉCÉDÉ DE QUELQUES

CONSIDÉRATIONS

SUR LES ACCIDENTS DÉTERMINÉS PAR

LA SUBMERSION

PAR

Le Dr J. LE CŒUR

Docteur en médecine et Docteur en chirurgie de la Faculté de Paris,
Professeur à l'École de médecine,
Premier chirurgien adjoint des hôpitaux et hospices de Caen,
Médecin du dispensaire,
Membre du Conseil central d'hygiène et de salubrité publiques du Calvados
et de l'arrondissement de Caen,
Médecin des épidémies pour le même arrondissement,
Membre des Académies des Sciences, Arts, Inscriptions et Belles-lettres de Caen
et de Toulouse,
Des Sociétés impériales de médecine de Toulouse et de Marseille,
Et de plusieurs autres Sociétés savantes, etc., etc.

Prodesse.

CAEN
TYPOGRAPHIE DE DELOS
Cour de la Monnaie

1856

SECOURS

AUX NOYÉS

PRÉCÉDÉ DE QUELQUES

CONSIDÉRATIONS

SUR LES ACCIDENTS DÉTERMINÉS PAR

LA SUBMERSION

PAR

Le Dr J. LE CŒUR

Docteur en médecine et Docteur en chirurgie de la Faculté de Paris,
Professeur à l'Ecole de médecine,
Premier chirurgien adjoint des hôpitaux et hospices de Caen,
Médecin du dispensaire,
Membre du Conseil central d'hygiène et de salubrité publiques du Calvados
et de l'arrondissement de Caen,
Médecin des épidémies pour le même arrondissement.
Membre des Académies des Sciences, Arts, Inscriptions et Belles-lettres de Caen
et de Toulouse,
Des Sociétés impériales de médecine de Toulouse et de Marseille,
Et de plusieurs autres Sociétés savantes, etc , etc.

Prodesse.

CAEN

TYPOGRAPHIE DE DELOS

Cour de la Monnaie

—

1856

Ouvrages du même auteur :

Précis sommaire sur le **Choléra** morbus épidémique. — In-8º ; Paris, 1832.

Des Bains de mer. — GUIDE DU BAIGNEUR. — 2 forts vol. in-8º ; Caen, 1846.

AU LECTEUR.

MES MOTIFS ET MON BUT EN PUBLIANT CE LIVRE.

PLAN.

Parmi les accidents graves que l'on voit le plus généralement se produire, l'asphyxie par submersion est assurément un des plus communs. C'est aussi un de ceux auxquels il est le plus urgent de porter sans retard un efficace remède ; mais comme, le plus souvent, c'est tout-à-fait au dépourvu qu'il faut le faire, que toute la chance de succès dépend de la promptitude et de l'intelligence surtout avec lesquelles les premiers soins auront été donnés, simplement même quelquefois de la manière dont la victime de l'accident aura été transportée ou placée lorsqu'on la retire de l'eau, il est rare qu'il se trouve sur les lieux, parmi les sauveteurs, une personne ayant une connaissance suffisante des moyens de secours à mettre en pratique le plus tôt possible. Il y a plus, bienheureux pour le noyé, s'il ne se rencontre pas, parmi les assistants, quelqu'ardélion qui, avec les meilleures intentions, viendra, par l'inopportunité de ses avis, anéantir le peu de chances qui, peut-être, auraient encore resté au médecin de le rappeler à la vie.

Et, pourtant, les secours à mettre en usage, en pareil cas, sont simples. Toute personne intelligente peut les pratiquer, en attendant l'arrivée de l'homme de l'art. — Elle doit même le faire. — L'humanité lui en impose le devoir. — Le tout est de les connaître.

Aussi, il y a bientôt dix ans, en écrivant quelques pages sur ce même sujet, je disais à ce propos : « Je voudrais, dans l'intérêt » de tous, voir une instruction simple » et précise, relative aux secours à donner » aux noyés, répandue dans les départe- » ments, et, par les soins de l'adminis-

» tration, affichée dans tous les corps-
» de-garde des villes, les postes de doua-
» niers sur les côtes maritimes, les mairies
» de chaque commune, les écoles de nata-
» tion, les salles de Cours publics, de
» quelque nature qu'ils puissent être, etc.,
» etc., comme je l'ai vu faire à Paris. On
» populariserait ainsi, autant que possible,
» des notions dont chacun peut, dans un
» temps donné, se trouver appelé à faire
» usage, et on n'exposerait pas, comme
» cela se voit malheureusement trop
» souvent, les victimes d'accidents impré-
» vus à périr, faute de secours intelligents,
» et, disons-le même, quelque triste que
» soit cette vérité, par suite de soins
» tout-à-fait inintelligents et d'un zèle
» parfois inconsidéré. »

Le vœu que je faisais à cette époque,
je puis le faire encore aujourd'hui ; personne plus que moi n'est fondé à l'exprimer. En effet, demeurant dans le voisinage
du bassin du port de Caen, où les accidents
de submersion se sont, surtout pendant les
premières années de son ouverture, re-
produits avec une déplorable fréquence ;

appelé, au jour où j'écris ces lignes, quarante-neuf fois déjà à porter à des individus qu'on venait de retirer de l'eau, des secours , hélas ! infructueux dans trente de
ces mêmes cas , j'ai pu , par expérience,
me convaincre de plus en plus de tout ce
qu'il y avait de fondé dans le désir que
je formulais alors.

C'est donc uniquement, dans un but
d'utilité générale, que je me suis décidé
à publier ce petit livre, afin de vulgariser,
autant qu'il sera en mon pouvoir, la connaissance des secours que l'on devra apporter à tout individu en danger de succomber aux accidents de la submersion.

Mais, avant d'aborder la description de
ces moyens, j'ai cru devoir présenter quelques considérations sur la submersion
elle-même et les diverses manières dont
elle peut occasionner la mort.

Ce serait, en effet, erreur grave que de
penser que, chez tous les noyés, la mort
arrive d'une manière identique. S'il pouvait rester quelque doute à ce sujet, à
défaut des autopsies qui l'établissent d'une
manière évidente, je n'en voudrais d'au-

tre preuve que la différence d'aspect, de physionomie mortuaire, si je puis m'exprimer ainsi, que présentent les divers noyés au sortir de l'eau.

Assurément, la mort, pour laisser ainsi sur leurs traits des stygmates si différents, pour imprimer à chacun un cachet, pour ainsi dire particulier, n'a pas dû survenir chez tous d'une même façon.

Et si j'admets des distinctions, c'est que je suis convaincu que le mode de traitement applicable à chacune des variétés d'accidents de submersion que j'établis n'est pas uniforme, et, qu'à part certains principes généraux, il y a des indications très-tranchées et très-différentes à remplir dans chacun de ces divers cas.

Désirant donc envisager cette question au point de vue de l'application pratique des secours que peut réclamer un noyé, suivant son état, je diviserai ce travail en deux parties bien distinctes :

1° Etudes sur les accidents de la submersion ;

2° Indication des moyens propres à

porter remède aux accidents de la submersion.

Un mot encore avant d'aborder mon sujet :

Que l'on remarque bien que j'ai donné pour titre à mon livre : *Considérations sur les accidents déterminés par la submersion*, en évitant de me servir du mot *asphyxie*. C'est à dessein que j'en ai agi ainsi. Je ne le crois pas, en effet, applicable à tous les cas, et cette expression entraîne après elle, vu le sens, l'acception dans laquelle elle est généralement prise de nos jours, une idée par trop générique, qui, ainsi qu'on le verra, est loin d'être toujours la mienne.

Si l'on se reporte, en effet, à l'étymologie du mot *asphyxie* et à sa composition radicale, ce mot veut-il dire : privation d'air ? Non. — Il signifie simplement privation de pouls ou de circulation. — Il devrait donc être employé comme synonyme du mot *syncope*.

C'est seulement dans ce dernier sens qu'il était usité autrefois, et, jusqu'au milieu du siècle qui a précédé le nôtre, il ne paraît pas avoir eu d'autre signification. Morgagni, le dernier, je crois, dans ses 24e et 25e lettres, s'en sert encore dans cette acception, la seule, selon nous, dans laquelle il devrait être rationnellement et grammaticalement pris.

Telle n'est pas toujours la condition *primitive* dans laquelle se trouve le noyé. Mais l'usage a prévalu et lui a désormais assigné un autre sens, et, quoique vicieux, il n'est guère plus possible, maintenant, de l'en détourner, ni de le faire revenir à celui tout littéral qu'il avait d'abord.

Nous ferons donc comme tout le monde; et comme, en tout, il n'est que de s'entendre, c'est ainsi qu'à l'occasion nous l'emploierons nous-même.

Caen, Janvier 1856.

SECOURS AUX NOYÉS.

PREMIÈRE PARTIE.

ETUDES SUR LES ACCIDENTS DE LA SUBMERSION.

DE LA SUBMERSION ; DES DIVERSES CAUSES DE MORT DANS CE CAS.

Tout le monde sait ce que l'on doit entendre par *submersion* : pris dans son acception propre, ce mot ne signifie que l'action de plonger un corps dans un liquide, de l'y submerger. Chez les êtres animés, à respiration aérienne, cet état, pour peu qu'il se prolonge un certain temps, quel que soit le milieu dans lequel il a lieu, est incompatible avec l'exercice des fonctions vitales ; et les phénomènes physiologiques et pathologiques qui se manifestent dans ce cas, sont dus uniquement à l'interception de la communication entre les organes respiratoires et l'atmosphère. La mort en est alors la conséquence inévitable.

Mais, chez les sujets qui périssent ainsi, quoique

la cause ait été identique, il s'en faut que tous succombent de la même manière, et par l'arrêt du jeu des mêmes organes.

Jusqu'à preuve du contraire, je me crois autorisé à avancer, d'après les nombreux noyés que j'ai vus, les assez nombreuses autopsies que j'ai faites, que la mort, ou, au moins, les accidents susceptibles de l'amener, peuvent survenir de trois manières différentes, et par l'enrayement et la cessation primitive des fonctions de l'un des trois organes essentiels, si bien appelés par *Bordeu* le trépied de la vie ; savoir :

1° Le cœur ;

2° Le cerveau ;

3° Le poumon.

Ceci nous conduit, tout naturellement, à diviser les accidents possibles de la submersion en trois genres, selon qu'ils auront eu pour point de départ ou pour siège l'un ou l'autre des organes que nous venons de citer.

Je les examinerai donc dans cet ordre, en bornant au strict nécessaire les considérations que je présenterai sur chacun d'eux.

§ Ier. — **PREMIER GENRE**.

1° Dans la submersion, la mort peut survenir primitivement par le cœur.

Elle dépend alors d'une syncope, ou très-violente, ou très-prolongée. Elle a lieu surtout ainsi chez l'individu qui a eu le temps d'avoir la conscience, la perception du danger qu'il court, et chez lequel l'action du cœur a été, en quelque sorte, paralysée ou seulement considérablement amoindrie par l'impression toute nerveuse de la peur.

Ce cas est, de tous, celui dans lequel il y a peut-être le plus de chances de faire cesser les symptômes apparents de mort, et dans lequel le noyé peut rester submergé le plus de temps sans que celle-ci arrive.

C'est que cet état syncopal rapproche momentanément l'état physiologique humain de celui des reptiles, ou mieux encore de celui des animaux hibernants, et détermine, chez le sujet, un besoin moins impérieux d'hématose. — Pourtant, souvent aussi, il est mortel, alors même que le noyé aura été retiré après quatre ou cinq minutes, et même moins, de séjour dans l'eau, ainsi que j'en possède aujourd'hui cinq exemples.

Il sera d'autant plus rapidement mortel que la température de la saison et de l'eau sera plus basse, le saisissement du froid paralysant en quelque sorte tous les organes.

L'aspect des individus retirés de l'eau dans ces conditions ne ressemble en rien à celui que l'on observe dans les deux autres genres d'accidents de submersion, dont nous nous occuperons bientôt.

La face, alors, est d'une pâleur mate ; les yeux sont dans leur état presque naturel, seulement un peu vitrés et ternes, les pupilles dilatées ; le plus

souvent les paupières sont closes, le nez légèrement effilé, les narines un peu contractées, les
lèvres décolorées, parfois un peu pincées, mais
jamais gonflées ni turgescentes.

A peine l'expression de la physionomie est-elle
altérée ; on dirait, le plus généralement, que le
sujet dort.

Il n'y a ni vergetures, ni ecchymoses en aucun
point de la peau ; elle est, comme le visage, d'une
pâleur mate, un peu livide.

Ni la bouche, ni les fosses nasales, ni l'arrière-
bouche et l'entrée du pharynx, ne contiennent
d'écume, ou, au moins, on n'y en trouve qu'en
quantité presque inappréciable. Elle mérite à
peine d'être signalée : c'est un liquide limpide,
ou ayant les caractères de celui où l'immersion
avait eu lieu, qui s'écoule de ces cavités, aux premiers moments où le corps est retiré de l'eau.

Quant aux membres, ils sont dans un état de
complète résolution, et, à temps égal de séjour dans
l'eau, la chaleur animale est moindre que dans
les deux autres espèces de submersion dont nous
allons successivement parler.

A l'autopsie, presqu'aucun désordre, ou rien
au moins de caractéristique. Un peu de sérosité,
qui, peut-être, n'est que de l'eau infiltrée dans les
bronches ; mais pas d'écume dans ces mêmes
organes. L'acte respiratoire ne s'étant plus, ou,
au moins, ne s'étant exécuté que d'une manière
tout-à-fait incomplète et presqu'imperceptible, cette

écume n'a eu ni le temps, ni la possibilité de se former.

Rien d'anormal, pour ainsi dire, dans le cerveau et ses dépendances ; rien non plus dans le poumon, sinon un peu de stase du sang, mais bien loin d'approcher de cet état d'engorgement de son tissu qu'on rencontre dans la variété que nous examinerons plus tard.

Ce serait assurément à cette forme que le mot *asphyxie*, pris, d'après son étymologie, dans son acception primitive et littérale (privation de pouls), devrait être exclusivement appliqué ou jamais. — Le cœur, en effet, a été le point de départ de tous les accidents que l'on observe; la suspension de ses fonctions a seule produit tous les désordres. Quant à *l'autre asphyxie*, celle qui est constituée par la privation d'air, si elle a existé, ce n'est que comme complication, ou plutôt comme complément de l'état primitif. Elle s'est attaquée à un sujet chez lequel le besoin d'air était à peu près inutile; elle est survenue d'une manière tellement insensible, et à un si faible degré, que les phénomènes que, d'ordinaire, elle détermine, sont alors à peine appréciables, et insuffisants, d'ailleurs, pour expliquer la mort. C'est que, dans ce cas, ce n'est pas elle qui a tué le noyé, ou qui, du moins, l'a mis primitivement en danger de mourir; et, pour bien rendre toute ma pensée, elle l'a seulement achevé en lui ôtant la possibilité d'être rappelé à la vie, et en éteignant chez lui le reste du foyer vital.

Les secours à apporter, dans cette circonstance, devront consister surtout dans des stimulants de toute espèce, et dans l'emploi des moyens capables de ranimer l'action du cœur et du cerveau.

Dans ce but, les excitants, les spiritueux purs, ou mieux, étendus d'eau, si le noyé peut exécuter des mouvements de déglutition, seront administrés à l'intérieur, en même temps qu'à l'extérieur on aura recours aux agents les plus directs et les plus actifs de stimulation de la peau, tels que l'application de la chaleur générale, soit par l'immersion dans un bain tiède, dont on élevera graduellement la température ; soit à l'aide de sachets remplis de sable, de cendres ou de son bien chauds, les frictions vigoureuses, sèches, &c., &c.

Ce sera encore le cas de provoquer une excitation locale énergique, telle que celle que l'on obtient de la pose de petits moxas, avec du papier que l'on fait brûler à l'épigastre et sur la région précordiale, ou d'un fer à repasser un peu chaud, ou d'autres procédés analogues qu'on laisse un instant agir sur cette même partie.

Enfin, l'électricité, le galvanisme, ou encore l'acupuncture, par la méthode japonaise, et même l'électro-puncture directe du cœur pourront être employés, et souvent avec des chances de succès.

Quant à la saignée, dans la présente variété, on ne devra *jamais* y avoir recours, d'une manière primitive au moins ; et, consécutivement même, son application sera très-rare et tout-à-fait limitée.

Elle ne sera pratiquée qu'avec les plus grandes réserves , dans le cas seulement où , par suite d'une réaction trop intense, quelqu'organe essentiel viendrait à se congestionner, et encore faudrait-il qu'il survînt, à ce moment, soit des convulsions, soit un sommeil comateux, ou une respiration bruyante, presque stertoreuse, ou un mouvement fébrile exagéré.

Hors ces cas, on doit rigoureusement s'abstenir de la saignée, et redouter de plus, si l'on se croit obligé d'en venir là, la prostration, qui souvent se manifeste dans ces circonstances, et tend à augmenter, dans les conditions même les plus heureuses, la longueur de la convalescence.

Il est plus avantageux alors de provoquer, par des moyens appropriés, la transpiration cutanée. Les symptômes inflammatoires cessent ordinairement dès que cette sécrétion est apparue ; on abrège ainsi, dans beaucoup de cas, la durée des épiphénomènes, et le malade est, comme je l'ai observé, plus vite remis des suites de son accident.

§ II. — DEUXIÈME GENRE.

2° *Dans la submersion, la mort peut survenir primitivement par le cerveau.*

Elle arrive ainsi bien plus souvent qu'on ne le pense. Elle est alors le résultat d'une apoplexie cérébrale.

Il n'y a pas, pour cela, dans les centres nerveux d'hémorrhagie par rupture vasculaire, à moins que d'une manière toute accidentelle; mais bien simplement congestion, stase du sang dans le système veineux du cerveau, et particulièrement dans celui de ses membranes d'enveloppe et des sinus (canaux ou conduits affectés à la circulation veineuse du cerveau et ménagés par la nature dans les replis de la dure-mère, l'une des membranes protectrices de cet organe) qui servent au retour du sang vers le cœur.

Cette congestion peut survenir très-rapidement chez l'individu qui tombe dans une eau froide, glaciale; elle est due au refoulement brusque, au *raptus* qui s'est produit vers la tête par suite de l'immersion dans un milieu d'une basse température. Elle peut se rencontrer aussi, comme j'en possède un exemple on ne peut plus funeste par sa terminaison, chez les femmes ayant subi les dangers de la submersion dans un de leurs moments périodiques.

Pour peu que ces phénomènes soient portés loin, la mort, dans ce cas, pourra être brusque, instantanée, foudroyante; les centres de la sensibilité et de la perception ayant été affectés de prime-abord. On pourrait dire que le noyé est mort avant que l'eau n'eût amené chez lui l'occlusion des ouvertures naturelles des voies aériennes qui doivent mettre le poumon en rapport avec l'air extérieur.

Lorsqu'il périt de cette manière, le sujet a la

face fortement injectée, d'un brun livide, les yeux
à fleur de tête, fixes, brillants, le plus souvent in-
jectés, les lèvres et la langue turgescentes, volu-
mineuses et violacées, les paupières presque
toujours largement ouvertes, les pupilles fortement dilatées ; la peau du front, le cuir chevelu,
le col, sont intensivement colorés en rouge plus
ou moins foncé, quelquefois violet, presque lie
de vin ; ces mêmes parties sont comme gonflées et
tendues.

Communément, cette coloration s'arrête au col, au
niveau des clavicules. Les veines jugulaires externes
et les veines temporales, la frontale aussi, sont
gorgées de sang et saillantes sous la peau.

Du reste, comme dans le genre précédent, pas
ou fort peu encore de liquide spumeux dans la
bouche et dans les parties adjacentes ; pas assez,
au moins, lorsqu'on en rencontre quelques traces,
pour rendre compte de la mort ; parfois seulement,
un peu de mucus sanguinolent épais.

Comme dans la variété que nous avons admise la
première, l'écume n'a eu ni le temps, ni la possibilité de se former.

Quelquefois, dans l'espèce de submersion qui
nous occupe ici, il se fait un suintement rougeâtre
sanguinolent par l'angle interne des yeux, et, beaucoup plus ordinairement, en même temps, par les
fosses nasales et la bouche. Souvent même, quelques
moments après que le corps est retiré de l'eau, cet
écoulement a lieu avec une très-grande abondance.

J'ai vu des noyés, ayant succombé à cette variété des accidents de la submersion, rendre ainsi, par ces voies, près d'un litre de sang ; et, au fur et à mesure que ce phénomène a lieu, le gonflement et la coloration rouge foncé, que j'ai dit tout-à-l'heure exister dans les parties supérieures, tendent à diminuer d'intensité, sans pourtant jamais entièrement disparaître.

La chaleur animale persiste ici plus long-temps que dans le premier cas. Les membres sont aussi en résolution complète.

Cette variété est, de toutes, pour peu que les accidents aient quelqu'intensité, celle dans laquelle il est le plus incertain de ranimer un reste de vie.

Une mort rapide en est presque toujours la conséquence, bien que, dans beaucoup de cas, la submersion n'ait duré qu'une ou deux minutes à peine, et que le noyé ait été retiré presqu'aussitôt qu'il avait disparu de la surface de l'eau.

A l'autopsie, on trouve le cerveau, ou plutôt ses annexes, gorgés d'un sang noir, épais, visqueux ; mais l'hémorrhagie cérébrale, à proprement parler, avec épanchement d'un caillot sanguin, doit être fort rare. — Pour mon compte, je ne l'ai jamais observée dans les quelques cas où j'ai pu me livrer à des recherches cadavériques.

Tous les téguments de la face et du crâne sont aussi fortement engorgés d'un sang de même nature.

Comme secours à donner en pareille circonstance, autant j'ai rejeté loin la saignée dans le genre précédent, autant je la recommanderai ici.

On la pratiquera sur-le-champ, de prime-abord, aussitôt qu'on arrive auprès du noyé, quel que soit le temps qu'ait duré la submersion et quel que soit l'état du pouls, qu'on en perçoive ou non les battements, alors même que le sujet aurait éprouvé son accident peu de temps après avoir mangé. — C'est, je pense, le seul moyen de le sauver.

Il faudra ouvrir largement la veine, même simultanément aux deux bras, ou mieux la jugulaire externe de l'un et de l'autre côté en même temps, et appliquer tous ses soins à laisser copieusement écouler le sang.

Dans un de mes dix-neuf faits heureux, le noyé ne dut son salut qu'à cette pratique ; je le saignai ainsi aux deux bras.

Je pense que l'artériotomie, appliquée aux artères temporales droite et gauche à la fois, ne pourrait être, dans une circonstance pareille, qu'extrêmement avantageuse.

Je pense donc, et je le répète, que, dans cette forme d'accidents, il ne faut pas balancer à saigner primitivement, aussitôt que l'on arrive auprès du noyé, et en même temps que d'autres assistants mettent en application toute la série des moyens divers usités en pareille occurrence.

Un précepte que l'on n'oubliera pas non plus, dans le cas présent, sera de rafraîchir fortement la tête, en même temps qu'on réchauffera violem-

.ment les extrémités inférieures ; mais, à l'intérieur, alors, jamais d'excitants, de stimulants, de quelque nature que ce puisse être.

§ III. — TROISIÈME GENRE.

3° Dans la mort par submersion, le poumon peut être le point de départ de tous les accidents.

Ici commence l'étude de l'ensemble des désordres auxquels, selon nous, et pour être conséquent, on aurait dû réserver exclusivement le nom d'*asphyxie*, d'après l'acception actuelle de cette expression. Là, en effet, l'absence primitive d'air, de respiration, joue le rôle principal, et le poumon est le point de départ de tous les accidents que l'on observe.

Encore établirons-nous, au sujet de ce troisième genre, deux variétés bien distinctes.

A. — Première variété.

C'est celle dans laquelle la perturbation qui se passe dans le poumon consiste en une véritable apoplexie, ou mieux une congestion pulmonaire. Elle peut avoir son siége dans cet organe, dans les mêmes circonstances, sous l'influence des mêmes causes, et primitivement, comme nous venons de voir qu'elle peut se produire dans le cerveau. — Du reste, elle ne tue pas le sujet moins rapidement que ne le fait la première.

Le même traitement doit aussi être administré ; c'est-à-dire que la saignée de prime-abord, mais pratiquée alors au bras plutôt qu'ailleurs, et large, copieuse, doit encore être, avant tout, mise en usage, et que les autres moyens, quoique devant être employés simultanément, ne sont néanmoins que d'une utilité secondaire.

Quant à l'aspect du noyé, il est à peu près le même que dans le cas précédent ; seulement, la face et les téguments de la tête sont fort rarement congestionnés. Les lèvres, la langue, sont moins turgescentes, moins violacées. Lorsqu'il existe sur le corps des ecchymoses et des vergetures d'un rouge violet, livide, ainsi que nous l'avons dit pour le genre précédent, c'est surtout à la partie supérieure de la poitrine, à la région claviculaire, au col et à la portion supérieure et interne des bras, qu'on les observe dans la variété qui nous occupe ici. — Souvent ces congestions cutanées, partielles, manquent, et la peau a conservé sa couleur naturelle.

A l'autopsie, les phénomènes de congestion, d'engorgement, d'épanchement même, portent sur le poumon spécialement. C'est dans cet organe qu'on les retrouve de la manière la plus tranchée. Ils ne sont qu'accessoires dans le cerveau, lorsqu'on les y rencontre.

Dans ce cas, une écume bronchique sanguinolente, ou, plus souvent, un mucus sanguinolent, épais, visqueux et non spumeux, qui s'est fait là par exsudation, tapisse les voies aériennes.

B. — Deuxième variété.

Nous arrivons, enfin, à ce mode de submersion qui occasionne la mort d'une manière plus lente, plus graduelle, et dans laquelle celle-ci survient, parce que le poumon, quoique doué encore de toute son aptitude organique à remplir ses fonctions, ne reçoit plus l'air nécessaire à l'hématose (transformaion du sang veineux en sang artériel). Cette variété est la seule qui, à proprement parler, devrait, d'après le néologisme actuel, constituer la véritable asphyxie. C'est aussi, hâtons-nous de le reconnaître, la plus commune de toutes, et les accidents qu'elle détermine, graves ou légers, sont dus uniquement à la privation d'air respirable.

Voici son mécanisme :

Par un événement quelconque, la tête vient à être submergée : dès-lors, toute communication entre les organes respiratoires et l'atmosphère se trouve instantanément interceptée.

Dans le mouvement instinctif d'inspiration qu'il veut exécuter encore, le malheureux qui se noie introduit, au lieu d'air, par la bouche et les fosses nasales, un certain volume d'eau qui pénètre, partie dans l'arrière-bouche, la portion supérieure de l'œsophage, quelquefois même dans l'estomac ;

partie dans le larynx et la trachée-artère ; puis, le temps d'expiration survient : elle est saccadée, comme convulsive, par suite du contact du liquide avec les parois internes du canal aérien. L'air que contenait le poumon, au moment où la submersion a eu lieu, se mêle, en en sortant, au peu d'eau qui a été introduite dans la trachée et aux mucosités dont sa membrane muqueuse est normalement tapissée ; il en divise les molécules et s'y mêle.

De là le commencement de l'écume bronchique que l'on retrouve, dans ces cas, et en quantité d'autant plus considérable, que l'individu, en se débattant, aura reparu plus de fois à la surface de l'eau, et aura pu, tout en luttant contre la mort, introduire, à divers intervalles, un peu de nouvel air vital dans ses poumons, ou tout au moins dans les conduits qui l'y mènent.

Cet acte d'expiration se reproduit à plusieurs reprises, en perdant graduellement de son énergie à chacun de ses temps : l'air, rejeté au dehors, monte à la surface du liquide, d'où il s'échappe sous forme de bulles, et de nouvelles parties d'eau viennent s'ajouter aux premières, à mesure que se fait le vide.

Pendant ce temps, l'impulsion du cœur continue à envoyer au poumon le sang noir qui devait y être hématosé ; mais, ne trouvant plus dans cet organe, par suite de la privation d'air, l'élément nécessaire à son oxygénation, il en revient tel, ou en partie tel, d'abord, qu'il y était arrivé, jusqu'à ce que, bientôt, tout l'oxygène de l'air contenu dans le poumon se trouvant consommé, il n'y puisse plus subir aucune espèce de transformation, et même finisse par y stagner tout-à-fait, ainsi que dans les cavités droites du cœur.

C'est bien probablement à ce moment que, dans cette variété de phénomènes déterminés par la submersion, le cœur cesse de se contracter.

Ce sang noir, impropre qu'il devient de plus en plus à l'entretien des fonctions vitales, est encore reporté, dans les premiers moments de l'accident, quoique d'une façon imparfaite, dans les divers organes; mais il ne les stimule plus d'une manière suffisante. Ils continuent bien encore d'agir pendant quelques moments, mais avec une décroissance de plus en plus notable dans leur énergie réactive. Ils ne peuvent plus expulser le sang, qui les engorge à chaque instant davantage; ils se paralysent en quelque sorte tous, et c'est ainsi que, par degrés, dans l'*asphyxie* par submersion, la vie s'éteint, jusqu'à ce que bientôt elle cesse tout-à-fait.

Tous ces phénomènes funestes se groupent, du reste, les uns sur les autres, et il leur faut à se produire, dans le plus grand nombre des cas, moins de temps qu'il ne m'a fallu à en donner le tableau, tout abrégé et incomplet q u'il soit d'ailleurs.

Quant à la sensation qu'éprouve celui qui se noie de cette manière, elle est, quoique quelques personnes veuillent bien en dire, des plus atroces qu'on se le puisse imaginer.

Sa durée est peu longue, il est vrai ; mais elle n'en est pas moins cruelle.

J'en appelle aux souvenirs de la plupart de ceux qui, par submersion, ont été sur le point de perdre la vie.

Je dis la plupart, car quelques-uns ne se rappellent rien que ce soit ; ce sont ceux surtout qui ont éprouvé les accidents des deux premiers genres que nous avons admis, et chez lesquels leur invasion brusque, soudaine, a anéanti à l'instant même toute espèce de sensations. Dans ceux-ci, en effet, le sujet, foudroyé pour ainsi dire, doit souffrir en réalité fort peu, ou plutôt la douleur, si tant est qu'il s'en développe, est si rapide qu'il n'en a pas la conscience.

Ceux, au contraire, qui sont arrivés aux dernières limites de la vie, de la manière graduelle que nous venons de décrire tout à l'heure, vous parleront tous, comme souffrance physique, de cette inexprimable angoisse qu'aux premiers moments ils ont ressentie, de ces bourdonnements, de ces tintements insupportables d'oreilles qu'ils ont éprouvés, de cette sensation de gonflement de la tête et de la poitrine, comme si ces deux cavités, soumises à l'expansion violente d'une force intérieure, allaient éclater et se rompre ; et surtout, comme torture morale, de ce sentiment de rage indicible, de regrets amers, qui accompagne toute défaite après une lutte acharnée, alors que le submergé sent que tous ses efforts demeurent stériles, que, quoi qu'il fasse, c'en est fait de lui, qu'il lui faut abandonner tout espoir, dire à jamais adieu aux affections qu'il laisse en arrière, à ce ciel si pur, à ce soleil quelquefois si radieux au-dessus de sa tête, dont il ne perçoit plus que les ternes rayons, comme il le ferait à travers une glace dépolie, et vers lequel une puissance invincible qui l'entraîne au fond de l'abîme l'empêche de s'élancer encore. *(Historique. — Souvenirs d'un noyé.)*

Est-ce qu'en effet, à cet instant suprême, l'élément perfide, qui, tombe liquide, l'engloutit sans retour, n'est pas pour lui comme un autre enfer, à la surface duquel on pourrait écrire, comme Dante Alighieri sur les portes du sien : *Lasciate ogni speranza !*

Tout cela se passe en de bien courts instants ; mais qu'ils semblent longs et pénibles au malheureux qui se noie, même alors qu'il l'a volontairement fait ! C'est qu'à ce moment où tout va finir, l'instinct de la conservation parle plus haut que le désespoir.

L'aspect du noyé, dans cette circonstance, est à peu près le même que l'on observe chez celui chez lequel la mort est arrivée par congestion cérébrale.

Celle-ci existe, en effet, comme dans le premier cas : elle ne diffère seulement qu'en ce qu'elle n'est survenue que d'une manière lente et graduelle.

Rarement, alors, le *facies* est aussi franchement apoplectique : la bouche et les narines laissent échapper, d'abord, un liquide incolore qui n'est que de l'eau demeurée dans les anfractuosités de l'arrière-bouche et de l'arrière-cavité des fosses nasales; à celle-ci succède une bave écumeuse assez abondante, quelquefois légèrement colorée de sang. Ceci pourtant n'a guère lieu que lorsque, dans ses mouvements spasmodiques, le sujet s'est mordu la langue.

Cette écume se retrouve dans la trachée-artère, les grosses bronches, quelquefois même jusque dans les petites.

Il arrive assez souvent encore que d'abondantes mucosités, parfois fort visqueuses, filantes et tenaces, tapissent l'arrière-bouche et la cavité des narines. L'écume dont j'ai parlé glisse dessus. La présence de ces mucosités n'a pourtant rien de bien précis; elles peuvent manquer dans beaucoup de cas.

Tous ces désordres se constatent facilement à l'autopsie, de même que l'engorgement de presque tous les organes, par un sang noir, d'aspect tout-à-fait veineux, non coagulé.

Deux préjugés extrêmes règnent généralement parmi les gens du monde. Les uns veulent que l'eau qu'avale le noyé soit la cause de sa mort; les autres prétendent, au contraire, qu'il n'en avale pas du tout.

Ni les uns ni les autres ne sont dans le vrai.

Une certaine quantité de liquide peut, en effet, s'introduire dans les voies aériennes, dans l'œsophage, et jusque dans l'estomac du noyé. C'est, je crois même, le cas le plus fréquent, et je ne craindrais pas même d'avancer que les choses se passent toujours ainsi. Assurément, elle n'est jamais bien considérable, et ne peut pas être la cause de la mort.

Pour mon compte, s'il pouvait me rester, à ce sujet, quelques doutes, les faits suivants les feraient disparaître.

Je me suis, deux fois, entr'autres, dans les autopsies de noyés que j'ai faites, livré à des recherches attentives sur le cadavre de deux hommes, qui étaient : le premier, à l'état d'ivresse, tombé dans une mare bourbeuse ; le second dans un égout, dont il opérait le curage, et y avaient trouvé la mort. L'un et l'autre avaient séjourné dix minutes à peine, la face en bas, dans ces milieux vaseux.

Chez le premier, il me fut facile de suivre les traces du limon dans la bouche , la trachée-artère et les bronches, même assez éloignées des troncs principaux, et la mucosité spumeuse, qui les obstruait, était grisâtre et boueuse.

Chez le second, le liquide bourbeux avait pénétré jusque dans les dernières ramifications bronchiques : en coupant le poumon par tranches, on l'eût dit injecté de la matière liquide où le malheureux avait trouvé la mort. On pouvait aussi la suivre tout le long de l'œsophage, et jusque dans l'estomac. — Mon ancien professeur et ami Le Sauvage m'a rapporté deux faits analogues. — De plus, les expériences d'Orfila sur des animaux ne laissent aucun doute à ce sujet.

Il faut reconnaître seulement que le noyé, tout en avalant de l'eau, n'en avale pas assez pour que la mort dépende, ainsi qu'on l'avait cru pendant long-temps, de l'accumulation de ce liquide dans l'estomac. Celle même que l'on retrouve dans la trachée-artère ne pourrait la produire qu'autant qu'elle serait en quantité assez considérable pour obstruer d'une manière complète le passage de l'air ; et encore, la question serait-elle de savoir, au cas où cette eau serait naturelle, si elle ne pourrait pas être, partie absorbée, partie plus grande encore expulsée, sans que la mort s'ensuivît, ainsi qu'en sont la preuve les accusés que, dans des siècles barbares, le tourmenteur torturait à la question par l'épreuve de l'eau.

C'est donc une pratique absurde et dangereuse que celle recommandée autrefois, *de suspendre le noyé la tête en bas*, dans le but de lui faire rendre l'eau qu'on supposait devoir se trouver dans l'estomac et dans la poitrine. DANS AUCUN CAS on ne devra y avoir recours.

Ce moyen a donc été justement condamné; mais, ainsi que le fait si judicieusement observer Orfila, peut-être a-t-on, aussi, trop négligé l'indication qu'on se proposait de remplir par ce moyen.

En effet, il est d'observation que la quantité de liquide contenue dans la trachée est plus considérable, si le sujet a été retiré de l'eau le corps vertical et la tête élevée, que si on le tient dans une position opposée.

Il peut donc, dans de certaines circonstances, devenir utile de placer le noyé, pendant quelques instants au moins, dans une position favorable à la sortie du liquide, qui engoue plus ou moins les voies aériennes.

Nous formulerons bientôt, à cet égard, quelques préceptes spéciaux d'application.

Pour nous résumer, l'on voit que nous attribuons à trois causes possibles la mort qui peut résulter de la submersion, et que celle-ci peut, selon nous, revêtir trois formes distinctes :

1º Forme primitivement syncopale ou *asphyxique*, grammaticalement parlant ;

2º Forme primitivement apoplectique cérébrale;

3º Forme primitivement *asphyxique*, dans le sens actuellement usuel de cette expression; et que, dans cette forme, nous avons admis deux variétés, selon que les accidents seront survenus dans le poumon d'une manière brusque et instantanée, ou bien lente et graduelle.

Enfin, nous en avons tiré cette conséquence, qu'à part les moyens généraux de secours à administrer dans ces circonstances, les deux premières formes surtout présentent, en outre, quelques indications thérapeutiques particulières à remplir.

Maintenant, je dois dire, comme fait pratique, que l'on tomberait dans une grave erreur, si l'on pensait que ces diverses formes se manifestent toujours d'une manière aussi nette et tranchée que j'ai dû les admettre pour la description. Souvent il arrive que les accidents de l'une ou de l'autre se combinent entre eux, et qu'il en résulte une forme mixte, mais toujours avec une certaine prédominance de telle ou telle variété de symptômes, la rattachant à une des trois formes types que j'admets. L'habitude apprend facilement à les reconnaître, et ils doivent diriger le médecin dans l'application de tels ou tels des moyens de traitement que nous appellerons spéciaux.

Ici j'arrête les considérations sommaires que j'ai voulu présenter sur les accidents primitifs de la submersion. Je ne m'étendrai pas longuement sur ceux qui, souvent. surviennent d'une manière toute consécutive chez les submergés, après qu'on est parvenu à les rappeler à la vie. Je ne ferai que les indiquer.

Ces accidents peuvent porter sur le cerveau et consister en une inflammation de cet organe ou de ses membranes, avec délire quelquefois furieux, convulsions, &c. ; ou sur le poumon, et se traduire alors par de l'hémopthsie ou les symptômes propres à la pneumonie; ou, enfin, sur la peau que les frictions ont si fort excitée, et qui a une grande aptitude, par cette raison, et en vertu de la congestion morbide qui s'y est faite, à devenir le siège d'éruptions diverses, ainsi que je l'ai observé dans quatre circonstances ; ou bien encore, dans le cas surtout d'asphyxie lente, à revêtir, au bout de quelques jours, une coloration jaunâtre, particulière, qui, par son aspect, et probablement aussi par le mécanisme de sa production, a la plus grande analogie avec la maladie de la première enfance, connue et décrite sous le nom d'*ictère des nouveaux-nés.*

Ces affections diverses consécutives, et le traitement qui leur convient, rentrent, du reste, tout-à-fait dans le domaine de la pathologie et de la thérapeutique proprement dites, n'offrent par elles-mêmes rien de spécial, que la cause sous l'influence de laquelle elles se sont développées, et n'ont pas fixer ici notre attention.

SECOURS AUX NOYÉS.

DEUXIÈME PARTIE.

INDICATION DES MOYENS PROPRES A PORTER REMÈDE
AUX ACCIDENTS DE LA SUBMERSION.

Je diviserai ces moyens en deux ordres: *1º moyens
généraux; 2ª moyens spéciaux*. Sous le titre de
moyens généraux, je décrirai tous ceux qui, ainsi
qu'on le verra, peuvent être, en grande partie, administrés par tout individu, même le plus étranger
aux connaissances médicales. — Souvent ces premiers moyens seuls suffisent.

Toute personne intelligente, témoin de l'accident, peut et *doit les appliquer, même avant qu'aucun agent de l'autorité en ait été informé et soit venu
donner les ordres nécessaires.*

Je réserverai, sous la dénomination *de moyens
spéciaux*, l'indication de ceux qui ne peuvent et ne
doivent être convenablement administrés que par
un médecin, ou tout au moins sous sa surveillance
immédiate.

Mais, avant d'entamer cette énumération, je dois

à mes lecteurs quelques observations bien importantes:

Les effets de ces moyens sont, en général, lents, et quelquefois, pendant longtemps, presqu'insensibles, alors même qu'un résultat heureux doit venir couronner les efforts. Ils ne réussissent, le plus souvent, qu'autant qu'ils sont administrés sagement, lentement et avec ordre, pendant plusieurs heures *et sans interruption*. Si on les suspend intempestivement un instant, on s'expose à perdre tout ce qu'à force de peines on était parvenu à gagner.

On doit donner des secours à tout individu retiré de l'eau, chez lequel on est en droit de supposer que la vie n'est pas définitivement éteinte. — L'humanité en fait à tous une impérieuse loi, et mieux vaudrait appliquer, à tout événement, inutilement des soins à un cadavre, que de négliger, dans cette persuasion de les apporter à un noyé qui laisserait encore quelques chances de succès.

Le seul cas où une blessure apparente et mortelle par son siége et par sa nature existerait, en même temps que l'état de submersion, doit décider à abandonner le noyé. Tout secours, en effet, lui deviendrait inutile.

On ne doit pas toujours désespérer parce que le noyé serait resté sous l'eau pendant un temps assez long, une demi-heure, une heure, et même plus. En effet, si nous en croyons quelques auteurs, entr'autres Frank, Boërrhave, Morgagni, Tissot, &c.,

des submergés auraient été rappelés à la vie après
une heure, trois heures, six heures, même presqu'une demi-journée de submersion.

Le fait est que cela est . . . . . . écrit.

Pour mon compte, je n'ai jamais été témoin de
semblables miracles. J'en conçois même peu, je
l'avoue, la possibilité. L'abaissement seul de la
température pendant un temps aussi long (surtout
si l'accident a eu lieu pendant la saison froide),
alors que l'organisme ne réagit contre lui que par
des moyens, nuls pour ainsi dire ; que, suivant la
belle théorie de J. Liebig, il ne se passe plus de
phénomènes de combustion dans le poumon ; me
paraît capable d'amener, à lui seul, une terminaison
fatale ; et jamais, malgré des secours prolongés
pendant six, huit, douze heures même, et aussi
consciencieusement administrés qu'il m'a été possible de le faire, je n'ai pu obtenir d'aussi heureux
résultats, sauf dans un seul cas pourtant où le noyé
était bien resté vingt minutes sous l'eau, toutes
les fois que la submersion avait duré douze ou
quinze minutes, souvent même beaucoup moins.

Je me suis borné à les lire dans les auteurs que
j'ai cités.

Il faut néanmoins attendre beaucoup de la persévérance en pareil cas, et il est de fait qu'il y a,
ainsi que je l'ai dit, des noyés qu'on n'a pu rappeler à la vie qu'après six, huit, douze heures, et
même plus, de tentatives continues. On ne doit
donc jamais abandonner un sujet submergé qu'a-

lors qu'on a épuisé tous les moyens rationnels de le rappeler à la vie, et que l'on a bien la certitude qu'il est mort.

§ Iᵉʳ. — ORDRE PREMIER.

MOYENS GÉNÉRAUX.

Je les indiquerai dans l'ordre dans lequel on doit le plus généralement les mettre, soit successivement, soit même simultanément en pratique.

Il est toujours urgent d'agir *le plus promptement possible*, et surtout alors que l'état du noyé paraîtrait désespéré. — *Il serait dangereux de perdre un moment.*

Le traitement commencera, soit dans le bateau qui a servi à repêcher la personne noyée, soit sur le rivage à défaut d'autre lieu, ou dans tout autre endroit qu'on jugera commode et le meilleur.

Pour transporter le malade, on emploiera tel moyen que l'on pourra, au plus vite, avoir à sa disposition. On fera usage d'un brancard, d'une civière, d'une petite échelle ou de quelque voiture; on le mettra sur de la paille, sur un matelas, sur une couverture de laine, ou, à leur défaut, sur un manteau ou les vêtements secs qu'offrirait l'humanité des assistants.

On le couchera *sur le côté droit, la tête découverte et un peu relevée.*

Dans le cas où il serait impossible de le transporter comme nous venons de le dire, deux personnes pourraient le coucher sur leurs bras, ou l'asseoir sur leurs mains jointes; un troisième soutiendra la tête et le tronc par derrière.

Un assistant, pourvu de tête et de cœur, prendra la direction des opérations.

Il commencera par dépêcher quelqu'un à la recherche d'un médecin.

Si le cas est grave, il fera bien de faire prévenir aussi un ministre de Dieu.

Il ne devra pas balancer à requérir les agents de l'autorité qui pourraient se trouver présents, et à leur faire toutes les injonctions nécessaires.

Là, comme dans tous les accidents publics, un seul doit commander et se faire obéir.

I. On écartera des submergés la foule, toujours curieuse et avide de tout ce qui est spectacle pour elle, qui se presserait autour d'eux.

Six personnes, au plus, suffisent pour administrer les secours ; un plus grand nombre ne pourrait que nuire.

II. On débarrassera le submergé de ses vêtements, et, plutôt que de lui imprimer des secousses ou de l'agitation dans cette opération, on les coupera d'un bout à l'autre avec des ciseaux.

III. Pendant ce temps, une personne lui penchera légèrement la tête en la soutenant par le front, entrouvrira ses lèvres, écartera doucement ses mâchoires, et facilitera ainsi la sortie de l'eau, des mucosités, et autres corps qui pourraient se trouver dans la bouche et dans les narines.

On promènera, soit les doigts, soit une barbe de plume dans ces cavités pour les nettoyer.

Cette inclinaison forcée de la tête ne doit durer qu'une à deux minutes ; après quoi on replacera le sujet dans une position horizontale, *la tête plus haute que les pieds, et tourné un peu sur le côté droit.*

IV. On peut même, pour débarrasser la trachée et les bronches, aspirer avec la bouche l'eau et les mucosités qui y sont contenues.

On conçoit que, dans beaucoup de cas, il est bien difficile de rencontrer, parmi des étrangers, une personne assez dévouée pour le faire.

V. Si l'accident a lieu pendant l'été, tandis que les chaleurs sont vives, on peut laisser sans inconvénient, et même avec avantage, le submergé exposé à l'action du soleil, à découvert, même dans l'état de nudité.

On aura soin, cependant, de lui couvrir la tête d'un mouchoir ou d'un bonnet d'étoffe légère.

VI. Si l'on peut avoir à sa disposition un bain tiède, on le plongera dans la baignoire, en ayant soin de n'élever que graduellement la température de l'eau ; mais on pourra la porter, avec le temps, à + 35, et même 40 degrés centigrades.

Je dirai la même chose d'une étuve de vapeur sèche, en ayant bien soin de maintenir la tête au-dehors de l'appareil.

VII. On fera à la peau, sur tout le corps, à l'aide d'un morceau de laine ou d'une brosse médiocrement rude, des frictions pendant le bain.

VIII. Si la face venait à rougir, on pratiquerait, sur la tête, des affusions presque continues avec de l'eau froide.

IX. Si l'on n'a pas de bain promptement préparé, à sa disposition, on essuiera, au contraire, le malade avec des linges secs et chauds ; on le tiendra soigneusement enveloppé d'une ou deux couvertures de laine, *couché*, comme nous l'avons dit, *sur le côté droit, la tête un peu plus élevée que les pieds.*

X. Si la saison était froide, le temps humide et nébuleux, il faudrait, autant que possible, donner ces soins auprès d'un feu de flamme, mais à une distance convenable, pour que le submergé n'en ressentît qu'une graduelle et douce chaleur.

XI. On fera ensuite, sous la couverture, avec des étoffes de laine bien chauffées, avec une brosse, ou même avec la main nue, ou mieux armée d'un gant de laine un peu rude, si c'est possible, des frictions sèches, spécialement sur le creux de l'estomac, la partie antérieure de la poitrine, le ventre, les cuisses, les jambes et les bras.

XII. On fera promptement chauffer des fers à repasser, et on les promènera légèrement sur la couverture dont le noyé est enveloppé, en les laissant séjourner un peu sur les points les plus sensibles à l'action de la chaleur, savoir : sur le creux de l'estomac, sur le ventre, les flancs, sous les aisselles et sur la région du cœur.

Le bas-ventre et la partie tout-à-fait supérieure des cuisses seront des points que, chez les femmes surtout, il ne faudra pas négliger de réchauffer fortement.

Si l'on peut se procurer une bassinoire à chauffer les lits, ou, à son défaut, une casserole, ou un poêlon en métal, on y mettra des cendres chaudes ; ou l'on se servira d'une bouteille de terre ou d'un globe d'étain, remplis d'eau chaude, et on les promènera de la même manière sur toute la surface du corps, en les laissant de temps à autre séjourner quelques moments aux points que nous venons d'indiquer.

L'application de la chaleur par ces procédés constitue un moyen héroïque.

Le corps ne doit être néanmoins réchauffé que fort lentement et graduellement.

Il ne faut pas craindre, pourtant, si l'état du noyé est très-grave, de porter, avec le temps, les frictions jusqu'à la rubéfaction, et l'application de la chaleur objective jusqu'au soulèvement de l'épiderme, ou vésication, aux points les plus sensibles.

Dans quatre ou cinq cas, je n'ai pu parvenir à triompher d'un état tout-à-fait désespéré en apparence, qu'en usant de ce moyen.

XIII. Toutes ces parties, une fois frictionnées et réchauffées, seront recouvertes de pièces de laine, ou, à leur défaut, de linges bien secs, pliés en plusieurs doubles, et bien chauffés eux-mêmes.

On pourra appliquer sur le ventre et l'épigastre une vessie remplie d'eau chaude, des briques chaudes à la plante des pieds, au creux des aisselles, aux aînes, de chaque côté de la poitrine ; ou des sachets remplis de cendres chaudes, ou des bouteilles pleines d'eau à une température élevée, à ces mêmes parties du corps.

XIV. On allumera des allumettes bien soufrées, et on les promènera sous le nez, afin d'irriter l'intérieur de cet organe; ou bien l'on fera flairer, à plusieurs reprises, le bouchon d'un flacon d'alcali volatil, de l'eau de Cologne, ou toute autre eau spiritueuse.

XV. Si l'application de la chaleur et des frictions sèches n'étaient pas suffisantes, on augmentera leur activité, en en faisant d'autres humides, avec une flanelle trempée dans de l'eau-de-vie camphrée ou du vinaigre.

La flagellation avec des orties, ou *urtication*, pourrait même être employée. — Je l'ai fait avec succès.

Toutes ces diverses pratiques irritantes de la peau ont pour but de stimuler les nerfs cutanés et les vaisseaux capillaires de cet organe, dans l'espoir que cette stimulation ira réagir sur leurs troncs principaux.

XVI. Si le noyé ne se rétablit point, on fait brûler sur le creux de l'estomac, sur la partie antérieure et médiane de la poitrine, sur les cuisses et sur la partie antérieure des avant-bras, de petits morceaux d'amadou, de linge, ou simplement de papier.

XVII. On chatouille les lèvres et l'intérieur des narines avec les barbes d'une plume, ou tout autre corps étranger.

Un de ces brins d'herbe de la famille des *graminées*, que l'on rencontre communément le long des fossés et des rivières, remplit aussi parfaitement ce but.

XVIII. On exerce, avec les deux mains, de légéres compressions alternatives, méthodiquement saccadées, et de bas en haut, sur les parois latérales de la poitrine et sur le bas-ventre, pour stimuler les organes que contiennent ces cavités, en simulant, autant que possible, leurs mouvements d'expansion et de retrait naturels.

Lorsque le malade a avalé de l'eau en certaine abondance, on sent, pendant qu'on se livre à cette pratique, une fluctuation manifeste dans la région de l'estomac; et j'ai vu plusieurs fois, pendant les premières pressions, le sujet se débarrasser par la bouche et les narines, par une véritable regurgitation toute mécanique, d'une assez grande quantité de liquide, sans qu'on pût dire, pour cela, qu'il y eût vomissement.

XIX. On donne un lavement de trois parties d'eau et d'une de vinaigre, dans lequel on a, de plus, fait fondre cent vingt-cinq grammes environ, soit approximativement, une très-forte poignée de sel de cuisine, le plus commun possible, ou un morceau de savon ordinaire, de la grosseur d'un œuf de pigeon.

Si l'accident a eu lieu au bord de la mer, un lavement d'eau de mer, avec addition de la quantité dite de sel marin, ne pourra qu'être avantageux, et remplacera parfaitement celui d'eau vinaigrée.

Ce lavement fortement salé, conviendra surtout, dans le cas où l'accident de submersion aurait eu lieu, chez un sujet à l'état d'ivresse. — On pourrait alors en répéter l'administration deux ou trois fois même, à vingt minutes ou une demi-heure d'intervalle les uns des autres ; c'est un excellent moyen pour dissiper les fumées alcooliques.

XX. Si l'état du malade s'améliore, et s'il recouvre la faculté d'avaler, on lui donne, de cinq en cinq minutes, une cuillerée à café d'eau-de-vie naturelle ou camphrée, ou d'eau de Cologne, suivant ce qu'on a à sa disposition, coupées avec deux parties d'eau.

A défaut de ces liqueurs, quelques cuillerées de vin un peu alcoolique pur, ou coupé avec une demi ou une partie d'eau, pourront être administrées. Néanmoins, l'état concomitant d'ivresse sera une contre-indication formelle à l'emploi de ce moyen.

Il faut se garder de le forcer à boire, tant qu'il a beaucoup de difficulté à avaler. Il y aurait même grave danger à le faire. Le liquide pourrait s'introduire, en partie, dans le conduit aérien, et déterminer une imminence de suffocation.

XXI. Quelquefois il arrive que les mâchoires, chez les submergés, sont spasmodiquement contractées, et, quoique redevenus aptes à exécuter des mouvements de déglutition, l'état de resserrement des dents les unes contre les autres s'oppose à l'introduction de toute espèce de liquide.

Il ne faut pas, pour cela, leur en casser une ou deux, comme je l'ai vu imprimé quelque part, mais bien, essayer de leur ouvrir forcément la bouche, en faisant une pesée, au niveau des premières molaires, avec le manche d'une cuillère ou un petit bâton taillé en palette.

Il est nécessaire, aussitôt qu'on a obtenu l'écartement des mâchoires, de les tenir ouvertes, en plaçant entre les arcades dentaires un tampon de linge ou un bouchon de liége, ou un petit morceau de bois tendre, arrangé en forme de coin.

On pourra alors abaisser la langue avec le doigt indicateur, et introduire le liquide.

On profitera de cette disposition pour dégager l'arrière-bouche des mucosités qui peuvent y être accumulées.

Quelquefois, on peut tirer parti d'une des douleurs que, pour le sauver, on est obligé de faire subir au malade, et des cris involontaires qu'elle peut lui arracher. Il m'est souvent, en effet, arrivé de profiter du moment où il ouvre la bouche, en poussant un cri, pour y projeter, en quelque sorte par surprise, une cuillerée du liquide médicamenteux dont j'avais jugé l'administration convenable. On peut même, dans ce but, provoquer le développement de cette douleur qui, par elle-même, ne peut d'ailleurs qu'être profitable à son rappel à la vie.

XXII. Si les boissons qu'on fait prendre à l'intérieur donnent lieu à des envies de dormir; si la langue est chargée ou la bouche pâteuse, et surtout si l'accident a eu lieu peu de temps après un repas, on peut administrer dix à vingt centigrammes d'émétique dissous dans un demi-verre ou un verre d'eau tiède.

Si l'on n'a pas d'émétique à sa disposition, on essaiera de provoquer le vomissement en titillant l'arrière bouche et la partie supérieure du gosier à l'aide d'une barbe de plume bien flexible, ou même, en y portant rapidement les doigts.

Si le sujet vomit, on aidera à cet acte salutaire par l'ingestion de quelques tasses d'eau tiède.

XXIII. Dans le cas, au contraire, où les médicaments opèrent par les selles, on donnera quelques cuillerées de vin chaud, ou d'eau-de-vie fortement étendue d'eau sucrée chaude. — (Trois cuillerées à bouche d'eau-de-vie, à peu près, ou un tiers environ de vin, pour un verre d'eau de capacité ordinaire).

XXIV. Quant à la saignée, nous ne croyons pas devoir la ranger au nombre des moyens qui peuvent être laissés à l'arbitraire d'une personne étrangère à l'art de guérir, bien qu'elle en connût les principes manuels et qu'elle fût habile à la pratiquer.

On peut faire, par elle, jouer trop gros jeu au malade. Elle ne doit être faite, si elle n'a pas été jugée primitivement nécessaire, et dans les seules circonstances exceptionnelles que j'ai décrites, qu'alors que la réaction est amplement manifestée, et, seulement encore, dans le cas où celle-ci excède de justes limites et revêt un caractère inquiétant d'excitation, je dirais presque de phlegmasie générale. *Sinon, il faut s'en abstenir.*

XXV. Pour ce qui est des lavements de décoction de tabac et des injections de fumée de cette même substance dans les voies naturelles inférieures, pratiques recommandées par plusieurs auteurs de mérite, et à juste raison réprouvées par d'autres, nous pensons, avec ces derniers, que les propriétés toxiques, narcotiques et stupéfiantes de cette plante, sont plutôt capables d'augmenter les accidents que de les combattre.

Si c'est comme purgatifs, comme révulsifs sur le tube digestif, que l'on conseille ces lavements, nous croyons que cette indication sera, au moins, aussi bien remplie par celui avec le sel, tel que nous l'avons indiqué dans le n° XIX de cette nomenclature.

Nous engageons donc à s'en abstenir, et nous ne les mentionnons, même ici, que pour donner notre avis à leur sujet et pour les faire éviter.

XXVI. Enfin, partant de cette probabilité que, dans toute espèce de mort, si nous en exceptons, toutefois, celle dans laquelle le cerveau se trouve être la partie qui ait fléchi la première, les organes des sens de l'ouïe, de l'odorat, et particulièrement de la vue, sont les derniers dans lesquels s'éteint la sensibilité, sans nul doute, à cause de leurs connexions presqu'immédiates avec le centre sensitif ; je proposerai d'agir avec énergie, persévérance, opiniâtreté même, sur chacun d'eux, sur l'œil surtout, dans le but de stimuler l'appareil nerveux commun, et de le forcer, pour ainsi dire, à rentrer en action.

Ainsi, au moyen du bruit et des odeurs volatiles

et pénétrantes dont nous avons parlé, on tâchera d'irriter les deux premiers.

Quant au troisième, le sens de la vue, j'indiquerai, pour arriver à cette fin, un procédé qui, chez quelques amaurotiques, lorsque la maladie était due à une paralysie simple de la rétine, m'a quelquefois assez bien réussi pour réveiller un peu la sensibilité de cette membrane.

Il consiste à diriger, alternativement, sur les deux globes oculaires, à l'aide d'une lentille convergente, un fort faisceau de rayons lumineux : d'abord, au travers des paupières fermées ; puis ensuite, directement sur le globe de l'œil lui-même, après avoir écarté les paupières.

Bien entendu qu'on ne fera pas converger les rayons solaires au point de produire la brûlure ; mais simplement assez pour qu'une nappe éclatante de lumière vienne frapper cet organe, et cela seulement pendant quelques moments, cinq à dix secondes au plus, à chaque application. On la répètera trois à quatre fois de suite, à de courts intervalles.

Une sensation de commotion dans la tête, une douleur assez vive que les malades rapportent profondément au milieu du front, est presque toujours le résultat de cette pratique, pour peu que l'œil jouisse encore d'un petit degré de sensibilité.

La lumière, dans ce cas, agit comme excitant, et les rapports directs de l'œil avec le cerveau et quelques-uns des rameaux des nerfs cérébraux d'une part, et de l'autre avec le ganglion lenticulaire du nerf trisplanchnique, expliquent la possibilité de la réaction de cet organe sur le système nerveux en général.

J'engage donc à en essayer de confiance; car il m'est impossible de m'appesantir autrement, ici, sur ce sujet, ni de discuter les considérations physiologiques que je pourrais déduire à cet égard.

Telle est la série des secours que toute personne intelligente pourra, sans danger, administrer à un noyé. Ces divers moyens doivent être mis, presque tous, simultanément en action : on assigne, pour cela, à chacun des six assistants, au plus, que j'ai dit être nécessaires, sa part de la besogne, et on veille à ce qu'ils s'en acquittent de leur mieux.

Quant aux autres agents de traitement, qu'il est quelquefois nécessaire de mettre encore en usage, l'indication précise ne peut en être bien déterminée, et ils ne peuvent être convenablement appliqués que par un médecin, et même par un médecin éclairé, seul juge, ainsi que nous l'avons dit, capable d'apprécier leur opportunité et d'en diriger l'emploi.

Aussi, n'en parlerons-nous que pour mémoire, et seulement afin de rendre complet tout ce qui se rattache au sujet qui nous occupe. Encore n'en signalerons-nous que les principaux.

Que le lecteur ne perde pas de vue que je n'ai écrit ce petit livre que dans le but de populariser la connaissance des premiers secours que l'on doit à tout noyé, et non dans celui d'apprendre à des confrères ce qu'ils doivent connaître tout aussi bien que moi.

§ II.—ORDRE DEUXIÈME.

MOYENS SPÉCIAUX.

1° *Saignées*

La saignée sera quelquefois d'une application héroïque. Je pense que, dans les cas d'accidents, revêtant la forme apoplectique cérébrale ou pulmonaire, elle pourra avantageusement être pratiquée au début du traitement, ainsi que nous l'avons dit ailleurs, en exposant, d'une manière générale, les variétés et la théorie des effets de la submersion.

Toujours est-il que, si on la juge nécessaire primitivement ou secondairement ; elle ne doit jamais être faite que sur les sujets dont le visage est rouge, violet ou noir, et dont les membres, ou tout au moins les cavités naturelles, conservent encore un certain degré de chaleur.

La saignée à la jugulaire est la plus efficace ; pourtant, l'ouverture de l'artère temporale lui serait peut-être préférable, comme évacuation sanguine de prime-abord, dans le cas de submersion apoplectique cérébrale. Celle du bras, au contraire, serait pratiquée, si l'apoplexie avait son siége dans le poumon.

Celle du pied, ou mieux de la partie inférieure de la jambe, pourrait trouver ses indications, n'était la difficulté d'exécuter, dans ces circonstances, cette phlébotomie, déjà le plus souvent fort difficile dans les cas les plus simples où elle est recommandée, ou, au moins, à l'aide de laquelle on n'obtient, en général, qu'avec peine, la quantité de sang que l'on désire.

Il faut, en principe, éviter toute espèce d'émission sanguine sur des corps froids, ou dont les membres commencent à se raidir. Les exceptions à cette règle seront extrêmement rares, si tant est qu'il en existe. On doit, au contraire, s'appliquer à réchauffer, par tous les moyens possibles, le noyé qui se trouve à cet état.

Tous ces préceptes que je viens de retracer ici, relativement à l'emploi de la saignée, se trouvent déjà épars çà et là, en plusieurs autres parties de ce livre, à l'occasion des accidents de la submersion, et l'on serait en droit peut-être de m'accuser de répétition, si je ne prévenais le lecteur que c'est à dessein que j'en ai agi ainsi. J'ai cru devoir résumer en quelques lignes, dans la partie affectée spécialement à l'administration des moyens de secours, tout ce qui a trait à ce sujet.

2º *Insufflation de l'air dans le poumon.*

Ile se pratique à l'aide d'une canule appropriée, introduite par une de ses extrémités dans les fosses nasales par l'une des narines, en ayant bien soin d'occlure l'autre avec les doigts, et de fermer la bouche, pour empêcher l'air de s'échapper par cette ouverture.

On pourrait aussi se servir, pour cette opération, du tube laryngien, proposé par *Chaussier* dans le cas d'asphyxie des nouveaux-nés, et introduire directement cet instrument dans le larynx par l'ouverture de la glotte ; mais je crois devoir accorder la préférence au premier procédé.

À l'autrè extrémité de la canule ou tube, on adaptera un soufflet à une âme seulement, et on soufflera par petites saccades et avec douceur, pour éviter d'introduire dans les poumons, à chaque mouvement, un trop grand volume d'air ; ce qni, ainsi que l'ont fort bien démontré les expériences de M. *Le Roy d'Etioles*, pourrait causer la rupture des vésicules pulmonaires et un emphysème intestitiel promptement fatal.

L'insufflation de l'air a pu produire, quelquefois, d'avantageux résultats ; mais aussi, dans quelques circonstances, ne pourrait-elle pas refouler dans le larynx la tranchée-artère et les bronches, les mucosités qui se trouvent à l'orifice de ces canaux respiratoires, et même celles qui sont se formées dans l'arrière-bouche et les fosses nasales, et aggraver ainsi le mal existant déjà ?

La possibilité de ces inconvénients doit donc rendre très-circonspect dans l'emploi de ce moyen, qui veut, ainsi qu'on le voit, être accompagné de tous les ménagements et de toute la prudence imaginables, et qui demande, de plus, de la part de celui qui le met en pratique, une grande habileté, jointe à une certaine habitude.

3° *Laryngotomie—Trachéotomie — et Bronchotomie.*

Proposées en 1714 par *Detharding*, professeur à *Rostock ;* combattues en France par *Louis* (premier Mémoire sur la Bronchotomie), qui en a démontré l'inutilité ; ces opérations, qui consistent à pratiquer, par des procédés chirurgicaux, au larynx ou à la trachée, une ouverture artificielle, pour donner passage à l'air extérieur, demandent, d'abord, en raison de leurs difficultés, des connaissances anatomiques bien précises, et une main chirurgicale exercée.

En admettant même qu'il se trouve là quelqu'un apte à les pratiquer, le plus souvent elles devront être sans résultat avantageux, les mucosités qui engouent l'organe respiratoire ne se trouvant pas seulement au-dessus, mais bien encore, et en une quantité relativement plus considérable peut-être, au-dessous du point où l'on aura opéré ; l'asphysie par submersion ne dépendant pas, ainsi qu'à tort on l'avait avancé, soit d'une coarctation spasmodique de la glotte, soit d'un abaissement de même nature de l'épiglotte, qui viendrait complètement boucher l'orifice de cette ouverture.

En admettant même que les choses se passassent ainsi, cette opération ne serait encore profitable que pour la variété d'accidents de submersion, revêtant la forme franchement asphyxique.

Ces pratiques devront donc être rejetées comme tout-à-fait inutiles, dans la presque totalité des cas de submersion ; et même, si je me sers de cette forme de langage, au lieu de les proscrire d'une manière tout-à-fait formelle et positive, c'est parce que je pense qu'il n'est, en rien, de règle tellement absolue qui ne puisse admettre, ne fût-ce qu'une fois sur cent mille, une exception quelconque, et qu'en pathologie surtout, il n'y a pas, je crois, de principe si exclusif qui ne soit capable, une fois entr'autres, d'être mis en déroute par un caprice de la nature.

Je ne sache d'ailleurs pas qu'on pût citer, à l'appui de ces opérations, un seul exemple de succès authentique, en pareille circonstance. Je crois même qu'elles n'ont été proposées qu'en théorie, et que jamais, en semblable occasion, elles n'ont reçu d'application pratique.

4° *Acupuncture simple.*

Elle a été vantée par *Carero*, dans le cas d'asphyxie par submersion. —Il enfonçait ses aiguilles dans le tissu même du cœur et du diaphragme. Elle lui a, à ce qu'il paraît, réussi dans un très-grand nombre d'expériences sur des animaux.

Pour mon compte, je conçois fort bien la possibilité de son résultat heureux, dans la forme de submersion que j'ai appelée syncopale (qu'on se rappelle bien qu'elle devrait être admise comme la seule véritable asphyxie).

Néanmoins, dans trois cas de ce genre, je l'ai appliquée sans succès ;. une fois, entr'autres, chez deux jeunes enfants de huit et onze ans, qui venaient de se noyer dans le canal du port et n'avaient séjourné que fort peu de temps dans l'eau.

L'acupuncture simple devra être pratiquée selon la méthode japonaise, et les aiguilles appropriées, directement enfoncées, *par rotation*, dans le tissu même du cœur. On s'expose ainsi moins à les rompre qu'en les faisant pénétrer *par percussion*. Elles entrent aussi beaucoup plus facilement, ainsi que de nombreuses expériences me l'ont démontré.

5° *Stimulation directe du cœur.*

Bichat, je crois, a proposé, dans ce but, de solliciter les contractions directes du cœur, en introduisant, jusque dans l'oreillette droite, un stylet mousse par la veine jugulaire externe, préalablement ouverte.

M. Bérard a eu occasion de mettre cette idée en

pratique, une seule fois, et sans succès, sur un noyé qui n'était resté que quelques minutes sous l'eau.

La crainte, malheureusement trop rationnelle et trop fondée, de l'introduction de l'air dans la veine jugulaire externe, et de ses irréparables conséquences (l'introduction de l'air dans les veines tue à peu près aussi rapidement que la foudre) pendant cette opération, me la ferait rejeter bien loin; et, en admettant qu'on bravât tout et qu'on se décidât à y recourir ; ce ne devrait être encore que dans le cas seulement de phénomènes syncopaux.

Je lui préférerais de beaucoup l'acupuncture dont je viens de parler, qui, elle, porte directement son action sur le tissu véritablement musculaire et éminemment contractile des ventricules du cœur ; doit nécessairement amener, dans eux, quelques contractions passagères ; et qui, quoique le plus souvent désordonnées, n'en peuvent pas moins suffire à ranimer l'action vitale, prête à s'éteindre dans cet organe ; action qui, du reste, se régularisera bientôt.

6° *Compression de l'aorte abdominale.*

Ne pourrait-on pas essayer encore, dans les cas de submersion syncopale, de la compression de l'aorte abdominale, à la région lombaire moyenne et inférieure, ainsi qu'elle s'effectue ordinairement dans des cas spéciaux, connus particulièrement de tous les médecins accoucheurs ?

Pratiquée dans ces circonstances, elle aurait pour but de raccourcir le trajet de parcours de l'arbre circulatoire ; de forcer, dans un temps donné, une plus grande quantité de sang d'affluer au cœur et au cerveau, et de stimuler ces deux organes, au détriment momentané des membres inférieurs.

Je ne fais qu'émettre cette opinion. — Il faudrait, pour l'ériger en précepte, que j'eusse pu la sanctionner par une application quelconque. C'est ce que je n'ai pas fait dans ce cas. Je ne raisonne ici que par analogie.

Avant de la mettre en usage, pourtant, il faudrait bien en peser les avantages et les inconvénients, et voir, surtout, si la pression continue qu'on est obligé d'exercer alors sur les parois abdominales, ne doit pas, en gênant le mouvement d'expansion des viscères qui y sont contenus, et en les refoulant en haut, s'opposer aux mouvements si nécessaires du diaphragme ; aussitôt qu'un commencement d'acte respiratoire viendra à se manifester, même d'une manière inappréciable pour les assistants.

On ne devra, non plus, avoir recours à ce moyen qu'autant que quelques contractions se seraient déjà manifestées dans le cœur.

7° *Électricité.—Galvanisme.*

D'après M. *Le Roy d'Étioles*, un courant électrique peut être utile pour ranimer les battements du cœur.

Voici comment cet habile praticien propose d'opérer :

Il enfonce entre la huitième et la neuvième côte, sur les parties latérales du corps , une aiguille courte et fine. Il suffit de la faire pénétrer , de quelques millimètres, à un ou deux centimètres de profondeur , selon l'embonpoint du sujet , pour qu'elle rencontre les attaches du diaphragme. Il établit alors un courant, avec une pile de vingt-cinq ou trente couples , d'un pouce de diamètre. Aussitôt après, le diaphragme se contracte, et il se fait une inspiration.

On interrompt le cercle pendant que l'expiration a lieu , et on le rétablit ensuite pour exciter une seconde inspiration.

Le galvanisme, qui, lorsqu'il est continu, ne produit que des mouvements désordonnés , appliqué de cette manière, provoque une respiration régulière.

On recommence cette pratique pendant une demi-heure , une heure, et même plus.

Une seule fois, j'ai expérimenté ce moyen. Malheureusement, ce fut sans succès durable. Peut-être ne faut-il en accuser que le temps qu'il fallut inévitablement perdre à se procurer l'appareil galvanique approprié, et qui, malgré toute la célérité qu'on y mit, ne fut pas moindre de une heure et demie, pendant laquelle une foule d'autres moyens avaient été tentés.

Il sera bien difficile qu'il n'en soit pas toujours

ainsi : on n'a pas, en effet, sous la main, un appareil électro-galvanique tout monté , et , de plus , tout le monde, tout médecin même, ne sait pas s'en servir.

Ce moyen , bon en lui-même , ne pourra donc être que d'une application fort rare et fort restreinte.

8° *Ventouses.*

Je ne dirai presque rien de l'emploi des ventouses, qu'on trouve pourtant mentionnées dans, à peu près, tous les auteurs qui ont écrit sur le sujet que je traite ici. Je n'en vois pas trop l'utilité démontrée , ni dans quels cas elles peuvent devenir absolument nécessaires.

Si c'est pour révulser à la peau, alors on les appliquera sèches ; mais les frictions rempliront le même but, et, de plus, exerceront sur cet organe une action excitante générale des capillaires sanguins et nerveux que n'aura pas la ventouse.

Elles ne pourraient donc être avantageuses que scarifiées , comme succédanées des sangsues ; et , encore , si on n'a pas de ces anhélides à sa disposition , et dans le cas seulement où , pendant la réaction , quelque congestion locale viendrait à se faire.

9° *Cautérisation.*

La cautérisation actuelle, inhérente ou objective, à l'aide d'un cautère nummulaire ou en rondache fortement chauffé, ou d'un charbon incandescent, ou encore d'un liquide très-chaud, suivant les procédés ordinairement mis en usage, pourra être employée sur la région du cœur ou sur le trajet des gros vaisseaux (un peu profonds néanmoins), pour tâcher d'exciter la stimulation et les contractions de ces parties ; mais il faudra une grande prudence dans son emploi.

J'ai, du reste, déjà parlé d'une pratique analogue, mais douée seulement d'une moindre énergie d'action, lorsque j'ai recommandé, à propos des moyens généraux, de faire brûler sur ces mêmes parties de petits morceaux de linge, d'amadou ou de papier.

Tel est, je crois, en somme, l'exposé des moyens principaux qui ont été mis ou qu'on pourrait mettre en usage pour combattre les accidents de la submersion. Tels sont ceux, au moins, que m'a suggérés l'expérience acquise par une pratique malheureusement trop nombreuse, pendant les premières années surtout qui ont suivi l'établissement du bassin de notre port.

Les secours qu'il convient d'administrer contre les accidents qui font l'objet de ce travail, réclament, ainsi qu'on a pu le voir, pour leur application, l'emploi de certains instruments et de certaines substances spéciales qu'il est souvent fort difficile, pour ne pas dire impossible, de se procurer à la hâte, dans un endroit éloigné d'habitations, ou même dans le cas d'accidents qu'il faut combattre sans retard.

Il existe chez quelques fournisseurs spéciaux, chez M. Chavrière entr'autres, fabricant d'instruments de chirurgie à Paris, et dont le nom est connu du monde entier, des caisses toutes prêtes, dites boîtes de sauvétage, ou mieux boîtes de secours, dans lesquelles se trouve renfermé tout le matériel qui peut devenir nécessaire en pareil cas.

Dans beaucoup de localités bien administrées, une de ces boîtes est déposée dans un lieu public et constamment accessible à tous, un corps-de-garde par exemple; de telle sorte que, dans des circonstances urgentes, tout homme de l'art peut en requérir le transport sur le point où elle est devenue utile.

Comme il serait possible que l'autorité, ou quelque personne bienfaisante et amie de l'humanité, voulût bien doter d'une pareille boîte de secours contre les accidents de la submersion, quelqu'établissement public d'un littoral; je crois devoir, pour terminer, consacrer quelques lignes à la nomenclature des divers objets qu'un appareil de ce genre doit indispensablement renfermer.

Je les mentionnerai en suivant l'ordre dans lequel on doit généralement employer chacun d'eux.

J'extrais, en partie, ces détails d'une ordonnance publiée par le préfet de police de la Seine, et je retranche à dessein quelques-uns des articles qui s'y trouvent indiqués. Ce sont ceux dont j'ai cru devoir blâmer et rejeter l'emploi, comme inutile, et quelquefois même dangereux.

Des Boîtes de secours.—Objets qu'elles doivent contenir.

Chaque boîte devra se composer des objets suivants :

1° Une paire de ciseaux de seize centimètres de long à pointes mousses ;

2° Une chemise ou couverture de laine ;

3° Des frottoirs en laine ou en crin doux ;

4° Un bonnet de laine ;

5° Deux brosses, médiocrement rudes, pour frictions ;

6° Deux fers à repasser, avec leurs poignées ;

7° Un double levier en fer, ou mieux en racine de buis ;

8° Une canule à bouche, avec son tuyau de peau;

9° Une ou deux canules en gomme élastique ;

10° Un soufflet à une seule âme ;

11° Une pierre à fusil, de l'amadou, un fer à bri-
quet, et une botte d'allumettes bien soufrées;

12° Une tige de fer ou aiguille à dégorger ;

13° Une bouteille contenant de l'eau-de-vie camphrée ;

14° Une autre contenant de l'eau-de-vie camphrée
et ammoniacée ;

15° Un petit flacon contenant de l'alcali volatil
(ammoniaque liquide) ;

16° Un autre contenant de l'eau de mélisse ;

17° Un autre contenant du vinaigre antiseptique
(des Quatre-Voleurs) ;

18° Un gobelet d'étain ;

19° Un biberon en étain, à long syphon ;

20° Un bâillon en racine de buis, percé d'un trou
à son milieu, pour permettre l'introduction
du syphon du biberon ;

21° Une cuillère en fer étamé ;

22° Des plumes à longues barbes, pour chatouiller
le dedans du nez et la gorge ;

23° Une seringue ordinaire, avec ses tuyaux ;

24° Une petite boîte renfermant plusieurs paquets
d'émétique, de quinze centigrammes (trois
grains) chacun ;

25° Deux bandes à saigner ;

26° Quelques petites compresses de linge à demi-
usé ;

27° Quelques feuilles de papier un peu résistant et
collé (pour brûler, au besoin, sur l'épigastre);

28° On pourrait y ajouter une petite boîte renfermant un jeu de six à dix aiguilles déliées, en acier, assorties et terminées par un renflement œillé à six ou huit pans, dites aiguilles à acupuncture.

Nota. On doit laisser à demeure dans la boîte un nouet de soufre et de camphre, pour la conservation des effets de laine.

FIN.

TABLE DES MATIÈRES.

FIN DE LA TABLE.

www.ingramcontent.com/pod-product-compliance
Ingram Content Group UK Ltd.
Pitfield, Milton Keynes, MK11 3LW, UK
UKHW020011080726
13614UKWH00003B/1317